AF233647

DESCRIPTION

TOPOGRAPHIQUE, MÉDICALE ET CHIMIQUE

DES

BAINS DE ROTHENFELS

(ELISABETHEN-QUELLE)

(Grand-duché de Bade)

PAR LE

Dr AIMÉ ROBERT,

de Strasbourg

STRASBOURG,

IMPRIMERIE DE G. SILBERMANN, PLACE SAINT-THOMAS, 3.

1857.

DESCRIPTION

TOPOGRAPHIQUE, MÉDICALE ET CHIMIQUE

DES

BAINS DE ROTHENFELS

(ELISABETHEN-QUELLE).

Les bains de Rothenfels sont situés dans la vallée de la Murg, à quelques minutes du village de ce nom, à 2 lieues de Bade, à une demi-lieue de Küppenheim, à 10 minutes de Gaggenau, à 1 lieue et demie de Rastadt, 1 lieue de la Favorite et 8 lieues de Wildbad. La vallée de la Murg est une des plus pittoresques du grand-duché de Bade. Elle commence dans la Forêt-Noire et se termine près de la forteresse de Rastadt. Elle s'ouvre entre l'Eichelberg au nord et le Durenberg au sud. La Murg prend sa source sur le versant oriental du Kniebis, coule en droite ligne vers le nord jusqu'à Gernsbach, puis se dirige vers l'ouest et se jette dans le Rhin en deçà de Rastadt.

Le fond de la vallée est étroit et sauvage, tandis que son entrée au contraire est large, gaie, riante, et animée par de nombreux et coquets villages. Il est rare de trouver un paysage plus beau et plus varié que celui que présente cette vallée ; ses sites pittoresques peuvent rivaliser avec ce que la Suisse possède de plus beau en ce genre. A son entrée, des champs fertiles arrosés par la Murg étalent leurs riches moissons ; plus haut, d'excellents vignobles tapissent le versant inférieur des montagnes, dont les plans plus élevés sont couverts par de magnifiques forêts de hêtres et de sapins; de nombreuses usines sont éparpillées çà et là sur tout ce charmant pays, et on ne sait quoi admirer le plus de sa riche végétation ou de son industrie variée.

A quelques pas des bains se trouve le village de Rothenfels mollement étendu sur la rive droite de la Murg; un peu plus loin, l'antique ville de Küppenheim, autrefois fortifiée et incendiée par les Français en 1689.

Sur la rive gauche, à quelques minutes de l'établissement des bains, on remarque la maison de campagne de Son Altesse le margrave Guillaume, oncle du grand-duc actuel et frère du duc Léopold. C'est dans cette charmante habitation qu'il jouit de la popularité qu'il s'est acquise par sa bienveillance et sa bonté envers tous les habitants de ce pays. Ce domaine se compose d'une vaste économie rurale et des bains de Rothenfels, plus connus sous le nom d'*Elisabethquelle*. Il y a un siècle, cette vaste propriété n'était qu'un terrain inculte exposé aux inondations de la Murg. On y établit d'abord une forge, que le margrave Charles-Frédéric acheta et qu'il transforma en une fabrique d'objets en grès. En 1816, le possesseur actuel, le margrave Guillaume, se rendit acquéreur de cet établissement et des terrains environnants; c'est alors que, changeant contre la charrue son épée qui tant de fois avait servi la France[1], il transforma ce domaine en un modèle d'établissement rural.

En 1839, on fit sur ce terrain des fouilles pour découvrir une mine de houille; lorsqu'on fut arrivé à une profondeur de 330 pieds, jaillit subitement une quantité considérable

[1] Le margrave Guillaume était à seize ans (1809) aide-de-camp de Masséna, et fit presque toutes les campagnes de l'empire, y compris celle de Russie

d'eau chaude. On venait de découvrir une source thermale. Quelques jours après cette précieuse découverte, les malades arrivaient déjà de tous côtés pour réclamer la santé à cette source salutaire. Le margrave Guillaume en fit de suite faire l'analyse chimique, qui révéla les principes salutaires de cette eau thermale. Il fit capter la source avec soin, elle fut couverte d'une halle à boire, et il l'appela *Elisabethquelle* (source d'Élisabeth), du nom de sa femme, princesse wurtembergeoise. Le domaine de Son Altesse le margrave se compose d'une vaste étendue de terrains, de prairies, d'excellents vignobles, de jardins élégants, et d'une maison de campagne princière qu'on appelle le *petit château*; c'est là que le margrave Guillaume passe la belle saison avec sa famille; enfin, de grands bâtiments servant à l'exploitation rurale. On remarque dans les jardins exposés à l'est un charmant pavillon d'où l'on jouit d'une vue admirable, et qui sert de salon d'été pendant les fortes chaleurs.

Enfin, à l'extrémité sud de cette propriété, se trouve l'établissement de bains. Sa façade est tournée vers l'est, et il est adossé contre deux jolies montagnes très-bien boisées, appelées le Schanz et le Klingelberg. Rien de plus joli et de plus coquet que la construction et la position de cet établissement. Qu'on se figure d'abord un charmant chalet entouré de jardins anglais, de promenades, de ruisseaux harmonieux abrités sous d'épais ombrages, et tout cela au milieu d'une nature ravissante de fraîcheur; vous aurez alors une faible idée de l'*Elisabethquelle*.

Cet établissement se compose d'un vaste hôtel bâti, comme nous l'avons dit, dans un style tout à fait original; trois élégants balcons en ornent la façade et produisent un très-joli effet. On jouit de là d'une vue charmante. Les chambres sont très-commodes et toutes meublées avec un certain luxe; elles sont vastes et très-bien aérées. Derrière l'hôtel se trouve le bâtiment renfermant la source et les bains ; il est adossé contre la montagne; au milieu est la *Trinkhalle* (halle à boire), construite avec goût; de chaque côté sont les cabinets de bains, au nombre de quatorze, et les douches ; enfin le cabinet du médecin et l'appartement du maître des bains.

Vis-à-vis de la *Trinkhalle* et au milieu de la cour, on remarque une magnifique fontaine dont l'eau fraîche et limpide sert de boisson. Sur le côté nord de l'hôtel on a construit une élégante Varanda, à l'abri de laquelle on déjeûne lorsque la chaleur est trop vive.

Sur la montagne voisine on aperçoit çà et là des cabanes et des lieux de repos. Partout se trouvent des allées ombragées, des sentiers bien sablés qui vous conduisent par de charmants contours à des points de vue magnifiques. En général, les environs de ce bain sont si beaux, si bien entretenus, qu'ils ressemblent à un vaste jardin anglais.

Le climat de Rothenfels peut être comparé pour sa douceur à celui de Lichtenthal près de Bade; les émanations balsamiques des forêts se mélangent avec l'air plus doux de l'entrée de la vallée.

De ce bain on peut faire des excursions magnifiques et très-intéressantes. Derrière Rothenfels et tout près, on trouve l'industrieuse Gaggenau avec sa verrerie. A côté, sur la rive gauche de la Murg, près de la scierie Achilfurth, s'élève une charmante montagne appelée Amalienberg. C'était autrefois un terrain inculte couvert de broussailles ; un paysan tyrolien entreprit de le défricher, et, à force d'activité et d'intelligence, il parvint à en faire une propriété charmante et d'un excellent rapport. Il donna à sa montagne le nom d'Amalienberg par reconnaissance pour une princesse qui l'avait encouragé dans son entreprise. Ce brave et utile paysan s'appelait Rindeschwender; pour honorer sa mémoire et encourager l'agriculture, le grand-duc Charles-Frédéric lui fit élever, en 1804, un monument en forme d'obélisque, tout près du village.

Dans une autre direction, sur la route qui conduit de Rothenfels à Bade, à une lieue de distance, on remarque la Favorite, charmant château de plaisance construit, en 1725, par la margrave Sybille, veuve du margrave Louis-Guillaume. Laissons parler M. E. Guinot[1] : « Rien n'est plus coquet, plus gracieux que la Favorite, si bien nommée. On voit tout de suite que l'imagination d'une femme a créé ce ravissant et mignon palais d'été. Le charmant édifice montre la date de son origine inscrite partout, au dehors ou au dedans, mais au dedans surtout. C'est le style du dix-huitième siècle, fleuri et rebondi, galant et pimpant; c'est ce luxe attrayant et commode, qui veut plaire plutôt qu'éblouir, cherchant à séduire par les grâces de la forme plus qu'à briller par la richesse de la décoration. Là rien ne heurte vos regards; les moulures se déroulent avec mollesse; tous les ornements, tous les meubles semblent vous inviter à la volupté. » La Favorite renferme beaucoup d'objets d'art très-rares et très-précieux. Les jardins sont délicieux. On fait visiter aux touristes un petit hermitage qui se trouve dans le parc, c'est là que la margrave faisait pénitence et restait enfermée pendant tout le temps du carême. Ce pavillon est très-simple, les chambres n'en sont pas meublées. Par une singulière aberration, la margrave prenait ses repas en compagnie de trois figures de cire représentant saint Joseph, sainte Madeleine et le Christ. Rien n'est changé

[1] *Un été à Bade.*

dans ce lieu de retraite, il est tel que lorsque l'habitait la belle pénitente; on voit encore, dans une chambre, la natte sur laquelle elle couchait, la discipline, le cilice de crin, enfin tout ce que peut inventer l'exaltation religieuse portée à ses dernières limites. On remarque aussi le portrait de sa mère à son lit de mort.

« Rien de plus étrange, dit E. Guinot, que le contraste des appartements de la Favorite, si gracieux, si gais, si voluptueux, avec le sombre hermitage, le lit de paille, le cilice, la discipline et la ceinture armée de pointes.

« Il fallait que les péchés eussent été bien doux pour que la pénitence fût si rude! »

Mais le carême fini, la princesse et ses dames reprenaient leurs gais visages. Les plaisirs renaissaient à la Favorite. Satisfaites d'avoir expié leurs péchés passés, les belles pénitentes recommençaient sur de nouveaux frais, avec l'heureuse confiance des âmes sereines et des âmes ardentes qui ont foi dans la miséricorde divine.

Plus loin, on arrive à Ottenau, ensuite à Hœrden, situé au pied du Schieben, dont l'ascension est bien compensée par l'admirable vue dont on jouit de cette montagne sur la vallée de la Murg. C'est à Hœrden que se trouve le batardeau qui sert à arrêter le bois flotté et les scieries de la société de la Murg, société très-ancienne qui ne possède pas moins de 22,183 arpents de forêt.

De ce point la vallée s'élargit un peu et on arrive à la petite ville de Gernsbach, de 2189 habitants, renommée par son grand commerce de bois avec la Hollande, et un peu plus loin on aperçoit le magnifique château d'Eberstein.

Depuis Eberstein la vallée commence à se rétrécir de nouveau; trois routes différentes et toutes très-belles conduisent à Bade, par la superbe vallée de l'Oos.

Une des plus belles excursions qu'on puisse faire depuis Rothenfels, c'est d'aller à Bade, en passant par Ebersteinbourg, en traversant une charmante petite vallée appelée *Schlangengrund*; on passe ensuite par une très-belle forêt, et du haut de la montagne on admire les masses imposantes du château d'Eberstein. Après avoir joui de ce point d'une des vues les plus admirables, une magnifique route vous conduit en passant en deçà du village d'Ebersteinbourg, à travers une magnifique forêt, au vieux château de Bade, dont les sites enchanteurs sont connus du monde entier. De là une route très-commode vous conduit en descendant la montagne jusqu'à Bade.

En se dirigeant vers le Rhin, on arrive à gauche à la citadelle de Rastadt. Cette ville de 6500 habitants était autrefois la résidence des margraves de Bade; c'est à la suite du congrès qui se tint dans cette ville, de 1797 à 1799, pour négocier la paix entre la France et l'Autriche, que les trois plénipotentiaires français furent lâchement égorgés par des hussards autrichiens à quelques pas de la route qui les conduisait en France. Un monument élevé à 10 minutes de la porte indique la place où ils furent assassinés et témoigne en même temps l'horreur qu'inspira cet acte de félone barbarie.

Rastadt est aujourd'hui une des forteresses fédérales les plus importantes.

A droite, on passe près du Heinnenberg, renommé par son vin, et on arrive au bourg de Muggensturm, où se trouve la station du chemin de fer à laquelle on s'arrête pour se rendre aux bains de Rothenfels.

Revenons maintenant à la source minérale. Nous avons dit plus haut qu'elle se trouvait abritée sous la *Trinkhalle*; elle est parfaitement captée et sort d'une fontaine à l'aide d'un siphon en verre, ce qui permet de voir passer un grand nombre de bulles d'acide carbonique et d'azote. Cette eau a une température de 20 degrés centigr. environ, elle a une saveur assez agréable, légèrement salée d'abord, et un arrière-goût un peu amer; elle a une odeur faiblement sulfureuse. A l'évaporation, elle laisse sur une livre, quarante et un grains badois de matières solides.

D'après la première analyse faite par Walchner, l'eau de la source Élisabeth renferme :

	Par livre badoise. Grains.	Par kilogramme. Grammes.
Carbonate ferreux	0,081	0,0105
— de manganèse . .	traces.	traces.
— de magnésie . .	0,278	0,0362
— de chaux	1,114	0,1450
— de soude	0,304	0,0396
Chlorure de sodium	32,645	4,2507
— de calcium	3,473	0,4522
— de magnésium . .	1,409	0,1835
— de potassium . . .	1,179	0,1535
Sulfate de soude	1,017	0,1324
— de magnésie	0,246	0,0320
— de chaux	2,207	0,2874
Acide silicique hydraté . . .	0,049	0,0064
Phosphate de chaux. . .		
Bromure de magnésium .		
Hydrate d'alumine . . .	traces.	traces.
Hydrogène sulfuré . . .		
Acide crénique		
	44,002	5,729

Par l'ébullition il se dégage 4/5 pouce cube d'acide carbonique. Les bulles plus grosses qui s'en dégagent sont de l'azote et s'élèvent en deux minutes à un volume d'un pouce cube.

L'eau exposée à l'air libre forme un dépôt ocracé qui se compose principalement d'hydrate et d'oxide de fer, avec addition d'oxide de manganèse, de carbonate de chaux, de magnésie, d'hydrate, d'alumine et de silice.

Renfermée dans un vase clos, elle prend une odeur d'hydrógène sulfuré, provenant de l'action des acides organiques sur les sulfates contenus dans cette source. L'eau de Rothenfels est une eau thermale saline et légèrement ferrugineuse. On la compare à celles de Kissingen, Carlsbad, Ems et Wiesbaden; elle possède, comme Niederbronn, plus de chlorures que de sulfates, c'est ce qui constitue l'individualité de la source d'Élisabeth.

D'après Heyfelder, elle doit être employée dans tous les cas nombreux qui réclament l'emploi des chlorures; d'un autre côté, dit-il, « par sa température, et par cela qu'elle contient beaucoup de carbonates, relativement à la petite quantité de sulfates, il s'ensuit qu'elle est très-bien supportée par les individus qui ont des digestions difficiles et qui ne pourraient supporter une eau contenant aussi peu d'acide carbonique libre.»

D'après ce que nous venons de dire, l'eau de la source Élisabeth est une eau résolutive, qui relève un peu l'activité intestinale et celle des organes urinaires. Déjà en 1842 les *Annales du comité sanitaire du grand-duché de Bade* enregistraient de nombreuses cures. Depuis cette époque, sa renommée s'accrut en proportion des guérisons nombreuses qu'elle a opérées.

L'eau de Rothenfels, administrée en bains, a une action directe sur la peau, dont elle augmente l'activité en régularisant le cours du sang du centre vers la périphérie. Elle est, d'après cette action, employée avec succès dans les stases sanguines, dans les maladies chroniques de la peau, dans tous les cas dépendant d'un défaut de la sécrétion cutanée, rhumatisme, goutte et exanthèmes répercutés. Ces bains sont aussi employés avec succès dans quelques névralgies et paralysies peu avancées, dans l'éréthisme nerveux général et dans toutes les aberrations du système nerveux.

Prise à l'intérieur, cette eau a une action très-prononcée sur toutes les muqueuses; la douce excitation qu'elle produit sur la muqueuse intestinale par les chlorures qu'elle contient, augmente la sécrétion des intestins et la sécrétion biliaire, favorise la digestion, excite les mouvements péristaltiques, régularise les selles et fait disparaître les obstructions. Cette action de l'eau de la source d'Élisabeth sur l'appareil digestif produit indirectement la guérison, ou au moins l'amélioration d'un grand nombre d'affections morales et nerveuses, dépendant de digestions difficiles et de constipations opiniâtres : l'hypocondrie, la mélancolie, etc. Elle réussit très-bien aussi comme résolutive dans les engorgements du foic, de la rate et du pancréas, dans l'ictère et dans l'hydropisie commençante. Cette eau est surtout très-utile dans toutes les affections dépendant d'un tempérament lymphatique ou scrofuleux, tumeurs glanduleuses torpides, indurations, etc.

A l'action salutaire de cette eau viennent se joindre la situation hygiénique du bain, l'atmosphère pure et vivifiante au milieu de laquelle on se trouve, les charmes d'une nature admirable et les douces émotions que produit la vue d'une contrée vraiment enchanteresse; tels sont les sensations qu'on éprouve dans cette délicieuse vallée de la Murg; ajoutez à cela un excellent hôtel où l'on est servi avec prévenance et à des prix très-modérés, et vous aurez une idée de la vie agréable qu'on peut mener à Rothenfels. L'ennui n'est pas possible dans ce charmant petit bain; c'est le rendez-vous de toute la société élégante de Bade, et il ne se passe pas de jour sans que de joyeux touristes viennent faire une halte dans la villa de Rothenfels. Dans le village on trouve une très bonne pharmacie et un médecin expérimenté. Celui des bains est M. le docteur Scherck, qui demeure à Gaggenau et qui visite les malades.

Trois fois par jour un omnibus très-commode va chercher les baigneurs à la station de Muggensturm, qui n'est éloignée du bain que d'une heure et demie.

BIBLIOGRAPHIE.

Sander, *Die Elisabethquelle in Rothenfels*, in *Annalen der Staatsarzneikunde*, herausg. von Schneider, Schörmayer und Hergt. 1840.

Ueber die Wirkungen der Mineralquelle zu Rothenfels im Murgthale, nach berichtlichen Mittheilungen bearbeitet von der grossh. Sanitæts-Commission ; in *Med. Annalen.*

Die Elisabethquelle zu Rothenfels im Jahre 1841, von Dr Kræmer, in *Med. Annalen.* 1842.

Die Elisabethquelle zu Rothenfels im Murgthale, *ihre physisch-chemischen Eigenschaften und Heilkräfte* (von Walchner). Carlsr. 1841.

Heyfelder, ouvrage cité.

E. Guinot, *Un été à Bade.* 2e éd.

A. Robert, *Guide du médecin et du touriste aux bains de la vallée du Rhin, de la Forêt-Noire et des Vosges.* Strasb 1857.

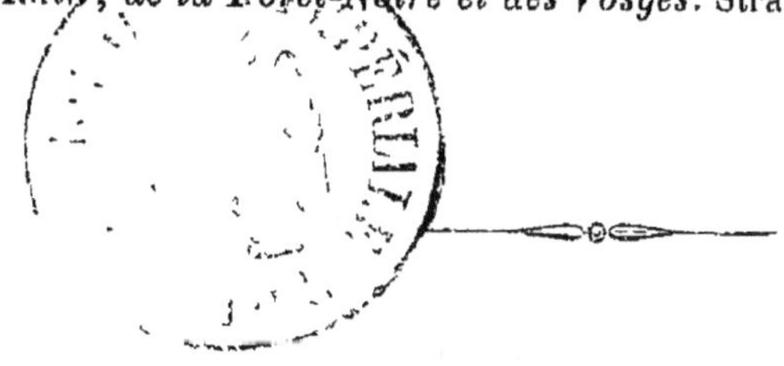